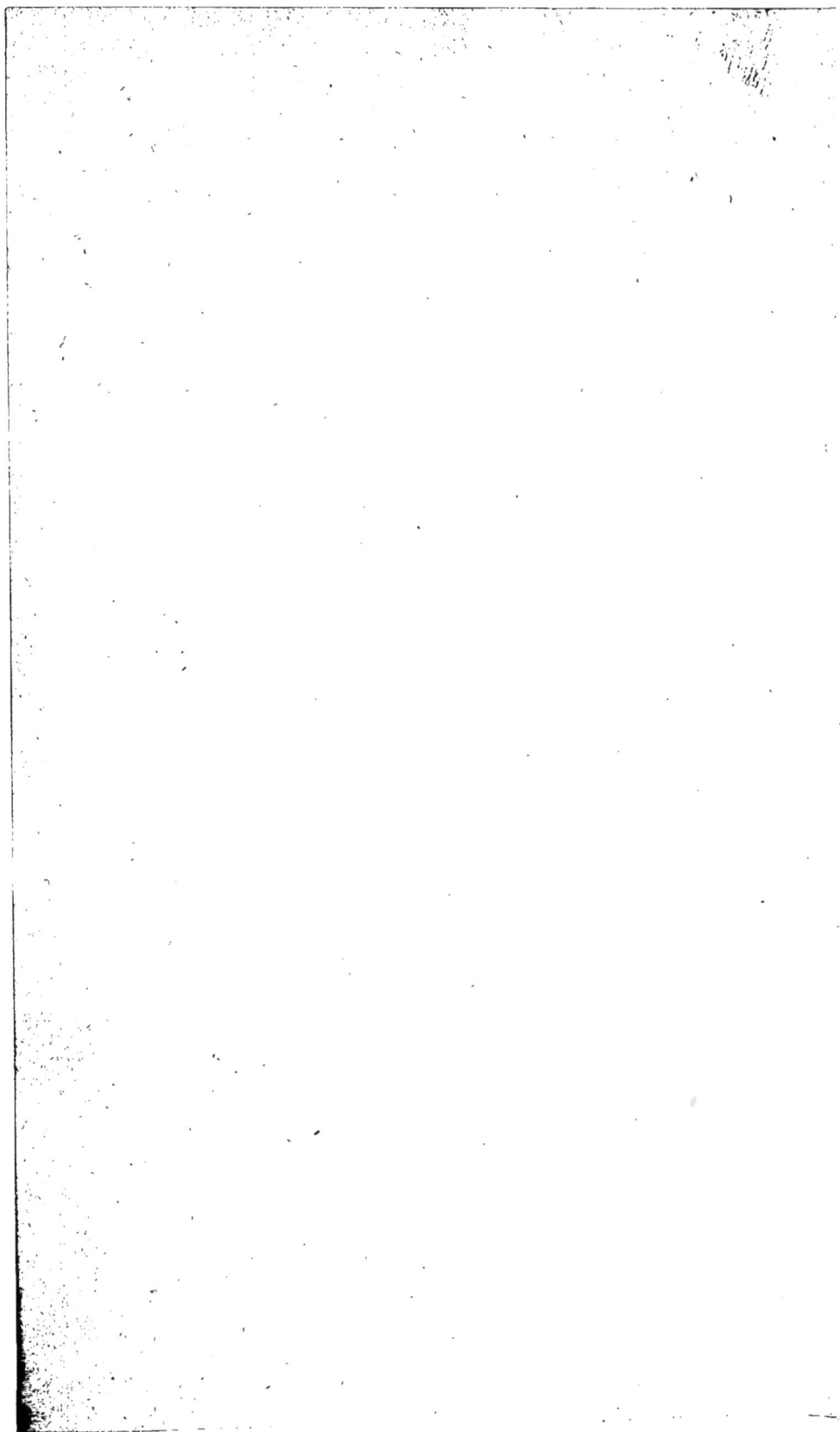

DE L'INFLUENCE

DE

L'ÉDUCATION PHYSIQUE ET MORALE

SUR

LA SANTÉ DE LA FEMME

— — —

DISCOURS

lu en séance publique de la Société impériale de Médecine de Bordeaux,

PAR

LE Dr CHARLES DUBREUILH

Président de la Société impériale de Médecine,

Chirurgien en chef de l'Hôpital de la Maternité, Professeur de l'École départementale d'accouchements,
Lauréat de la Faculté de Médecine de Montpellier et de l'Académie impériale de Médecine de Paris,
Membre correspondant national de la Société de Chirurgie,
Correspondant de l'Académie des Sciences et Belles-Lettres de Montpellier,
de la Société Médico-pratique de Paris, des Sociétés de Médecine de Toulouse,
Lyon, Poitiers, Anvers, etc., etc.

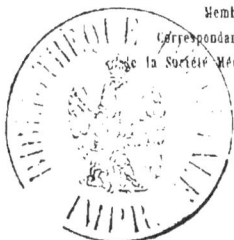

BORDEAUX

IMPRIMERIE GÉNÉRALE D'ÉMILE CRUGY

rue et hôtel Saint-Siméon, 16.

—

1864

DE L'INFLUENCE

DE

L'ÉDUCATION PHYSIQUE ET MORALE

SUR

LA SANTÉ DE LA FEMME

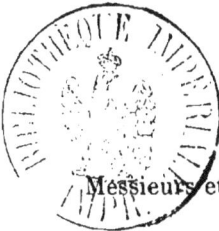

Messieurs et chers collègues,

Il y a quelques années, devant un auditoire d'élite comme celui que nous avons l'honneur d'avoir aujourd'hui devant nous, nous parcourûmes l'espace qui sépare les deux termes opposés de l'existence de la femme, en jetant quelques considérations sur le développement de sa sensibilité aux diverses époques de sa vie. Il ne sera guère possible, en traitant des diverses causes qui peuvent nuire à sa santé, de laisser complètement dans l'oubli la principale portion de son existence, cette sensibilité enchanteresse et expansive qui lui inspire ses sentiments les plus mystérieux, ses amours, ses passions, et jusqu'à ses caprices même. On dit partout que la santé, la constitution de la femme va tous les jours s'étiolant. Les philosophes et les physiologistes modernes sont d'accord sur ce point, que les générations actuelles dégénèrent ; elles n'ont plus cette stature élevée, ces formes bien dessinées, ces poitrines larges et évasées de nos ancêtres. Combien peu de femmes sont capables de remplir les devoirs auxquels la nature les a destinées et qui les rendent deux fois mère !

Les principales causes de cet affaiblissement de la santé de la femme, ne les trouverions-nous pas dans un vice de son éducation physique et morale ? Permettez-moi, Messieurs, d'esquisser

1864

simplement devant vous une question aussi vaste et aussi délicate.

Si nous étudions l'existence isolée de chaque espèce du règne organique, nous retrouvons dans toutes des phases distinctes. Le végétal, qui occupe le dernier degré de l'échelle, nous les présente séparées et classées avec autant d'harmonie que l'homme, qui en occupe le sommet. Par une comparaison très-naturelle au sujet qui nous occupe, il va nous être facile de démontrer d'une manière claire et précise les phases diverses de la vie de la femme.

La graine développée au sein de la terre et grandissant ensuite peu à peu à sa surface, n'est-ce pas la petite fille abandonnant le sein de sa mère et entrant dans le premier âge de l'enfance, si recommandable par le tendre intérêt qu'excite toujours en nous la vue de l'innocence, jointe à la plus exquise délicatesse?

Les fleurs écloses sur les rameaux, n'ont-elles pas de l'analogie avec l'apparition, chez la jeune fille, de cet admirable travail de la puberté? second âge où commencent à briller les charmes de la jeunesse, entraînant la succession rapide des émotions les plus diverses, et le besoin d'en rechercher sans cesse de nouvelles et de plus vives.

La fleur dans toute sa beauté, dans toute sa splendeur, n'est-elle pas l'image de cette saison où tout s'anime dans la femme, et d'où résulte une abondance de vie qui cherche à se répandre et à se communiquer?

Enfin, la fleur se ternit et fait place au fruit qui doit lui succéder et consoler de sa perte : n'est-ce pas encore l'image de la femme devenue mère, et qui, en agrandissant la sphère de sa merveilleuse sensibilité, agrandit aussi celle de ses souffrances et de ses maladies?

Ces diverses périodes de la vie de la femme, Messieurs, nous serviront de divisions pour étudier l'influence de l'éducation sur chacune d'elles.

En entrant dans la vie, le type et le caractère de la femme ne sont pas décidés, et elle n'intéresse, dans les premiers temps de son existence, que par ses charmes enfantins, par ses grâces naïves qui sont communes aux deux sexes, et qui font naître en leur faveur les mêmes sentiments de tendresse et de bienveillance. Et cependant, nous croyons que la constitution fragile de la femme enfant, son organisation délicate, livrées trop souvent à la souffrance et à la douleur, sont liées à la nature de sa première éducation physique.

La tendresse maternelle est bien certainement la passion dominante des jeunes femmes de nos jours ; mais le sentiment le plus vrai, le plus vif et le plus dévoué de tous, n'est pas toujours le mieux éclairé ; et cette passion, aussi aveugle que les autres, aurait souvent besoin d'être dirigée, car elle agit sur des êtres faibles, et réagit sur de plus faibles encore.

Les jeunes femmes savent écrire, broder, chanter, peindre et danser à merveille ; mais elles sont élevées dans la plus complète ignorance des premiers devoirs maternels ; elles n'ont aucun professeur pour développer en elles cette diplomatie du cœur, si ingénieuse à conduire, à distraire ou à dominer la volonté et les caprices de leurs enfants ; bien plus, l'instinct maternel est le plus souvent paralysé par l'éducation, soit physique, soit morale, qu'elles reçoivent.

Savoir tenir ou poser son enfant pour l'empêcher d'être suffoqué, savoir distinguer le cri de la faim de celui de la douleur, tout est mystère pour la nouvelle mère ; car, l'initier à cette science commune à tous les animaux, ce serait lui donner un faux air d'expérience, et c'est par de vaines considérations qui n'ont rien de commun avec la véritable innocence, qu'on sacrifie les devoirs les plus sacrés.

En traitant avec cette éloquence supérieure, persuasive qui caractère son style, l'effet général de l'allaitement maternel sur les mœurs des nations, et son influence particulière sur la santé et le bonheur des femmes, Rousseau avait cru faire une grande réforme. En étudiant tous les points de vue du côté moral, ce philosophe força les femmes de son époque à remplir des devoirs que des distractions coupables avaient fait oublier. « Que les mères daignent nourrir leurs enfants, et les mœurs vont se réformer. » Les mères ont nourri leurs enfants, et les mœurs n'ont pas changé. Il y a eu plus d'enfants et de mères malades.

Commander l'allaitement maternel d'une manière exclusive et rigoureuse, là est l'erreur ; voici la cause la plus fréquente des constitutions faibles, étiolées de ces petits êtres qui parcourent d'un pas chancelant la carrière de la vie, et qui seraient devenus forts par l'allaitement réparateur d'une nourrice saine et vigoureuse.

Nous le proclamons ici hautement, nous le professons ailleurs avec conviction : l'allaitement maternel est un devoir, et même un besoin pour la femme sensible. Le lait de la mère est la nourriture qui convient le mieux au nouveau-né ; c'est celle que la nature lui a destinée, et, toutes les fois que la femme jouit d'une bonne santé, tous les intérêts se réunissent pour l'engager à céder au vœu de la nature.

Malheureusement, celles dont la complexion est la plus faible sont toujours les plus obstinées à remplir bien ou mal ces douces et pénibles fonctions ; ce sont elles que nous rencontrons le plus souvent, encore toutes tremblantes de l'angoisse des souffrances qui viennent de les briser, s'empresser de donner le sein au nouveau-né, et ne recueillant, pour un labeur qu'elles recommencent sans cesse la nuit et le jour, que des fatigues, des pleurs et des gémissements. La loi de la nature est toujours la meilleure à suivre, c'est une vérité incontestable ; mais ce qui n'est pas aussi bien démontré, c'est l'impossibilité de revenir à cette loi, lorsqu'on est depuis longtemps soumis à celles de la société. Or, ces dernières sont despotiques, et la tendresse maternelle n'a pas sur elles plus de succès que les conseils de nos philosophes.

La jeune femme du monde veut nourrir, mais elle ne veut pas renoncer aux bals et aux plaisirs ; et après quelques mois, le médecin est appelé à constater des douleurs de poitrine, des altérations générales et profondes, suites de fatigues et d'émotions trop multipliées qui tarissent le lait et prolongent sur le nouveau-né l'influence malheureuse de l'être affaibli qui lui donna le jour. Alors, on ne peut se décider à céder son enfant au sein d'une étrangère, le voir partager ses caresses, ses sourires entre la mère dont la tendresse le tue, et la nourrice qui le sauverait. On a recours au lait de vache, moyen très-bon pour continuer une nourriture déjà avancée, moyen déplorable dans les premiers mois de la vie. L'estomac s'altère par une suite d'indigestions, l'enfant dépérit, et, s'il ne succombe pas au marasme, il traîne une existence maladive et souffreteuse.

Roussel, ce médecin-philosophe qui sut allier une brillante imagination à une grande faculté d'analyse, a exprimé les mêmes idées. « Les mères qui manquent de lait, écrit-il, ou, ce qui est encore plus commun dans les grandes villes, qui l'ont mauvais, ne sauraient mieux faire que d'envoyer leurs enfants à la campagne ; ils y trouveront peut-être, dans un lait assaisonné par la tempérance et la frugalité qu'une paysanne leur fournira, un remède à des maux produits par les vices opposés à ces vertus ; ils se dépouilleront, dans cette source pure, des levains infects qu'on leur a transmis avec la vie ; ils y recevront une existence plus solide que celle qu'ils doivent à des parents énervés et à peine en état de soutenir la leur même. Il peut résulter de là des effets moraux capables de tempérer un peu celui de l'inégalité des conditions. Le riche nourri chez des paysans sera moins disposé à en mépriser l'honorable pauvreté, lorsqu'il sera livré aux prestiges et aux plaisirs de l'opulence, et que tout conspirera à lui faire oublier qu'il est homme. Dans un de ces moments où l'âme est plus facile à émouvoir, et où la nature rappelle même l'homme vicieux à ses semblables, en voyant l'humble chaumière du villageois, il se dira avec attendrissement : Voilà mon premier séjour, voilà mon berceau. »

Ainsi donc, si l'on veut régénérer la santé de la femme, il faut la prendre à sa naissance. Confiez à la paysanne alerte et propre l'intérêt le plus cher de cette jeune mère délicate, malade ou affaiblie par l'air impur et les usages d'une grande ville ; que la femme placée dans un rang inférieur de la société confie les siens à la nourrice champêtre, et non plus aux nourrices de nos faubourgs ; c'est sur le sable des chemins et sur l'herbe fleurie que les enfants doivent se rouler ; c'est bien plutôt aux exhalaisons saines des campagnes que leur poitrine prendra de la vigueur, qu'à celles de la boue ou du ruisseau fétide de nos grandes villes.

Ces réflexions sur l'hygiène de la première enfance s'appliquent également aux deux sexes, qui présentent à la naissance la même organisation ; et comme le dit Cabanis : « Les appétits, les idées, » les passions de ces êtres naissant à la vie de l'âme, de ces êtres » encore incertains que la plupart des langues confondent sous le » nom commun d'enfants, ont la plus grande analogie. »

Mais, avant que la nature ait terminé chez la jeune fille, avec une sorte d'éclat, un épanouissement qu'elle a longtemps préparé, la femme se révèle par des traits qui lui sont propres ; et, si les nuances physiques qui font distinguer le type féminin sont encore bien faibles et difficiles à observer, il n'en est pas ainsi de ses penchants et des premières impulsions de sa sensibilité qui font reconnaître à l'observateur ses goûts bien déterminés sur sa destination. C'est à l'éducation à les suivre et à les régler.

« La petite fille, dit Rousseau. est toute dans sa poupée ; elle

» y met toute sa coquetterie, elle ne l'y laissera pas toujours ; elle » attend le moment d'être sa poupée elle-même. » Dans son charmant ouvrage sur la solitude, Zimmerman raconte le fait suivant qu'une dame lui avait confié :

Elle était encore enfant, lorsque son tuteur lui donna une poupée des plus belles ; le lendemain, il voulut voir quel effet avait produit son présent. La poupée était au feu. « Pourquoi, ma fille, dit le tuteur, as-tu anéanti ce que je t'avais donné ? » La jeune fille répondit en pleurant : « J'ai dit à cette poupée que je l'aimais, et elle ne m'a pas répondu. » Cette réponse si naïve, Messieurs, est pleine d'enseignements ; elle démontre chez la jeune fille le développement précoce de la sensibilité qui est pour elle, à tous les âges de la vie, l'écueil contre lequel viennent se briser trop souvent son repos, sa santé et sa raison, et qui, mal dirigée, est une cause nouvelle de souffrance et d'altération de la santé.

Le sentiment chez la petite fille précède toujours l'intelligence ; à qui éveille sa tendresse appartiennent toutes les influences heureuses : c'est vous dire, Messieurs, que la première éducation morale de l'enfant doit appartenir à sa mère ; sa bouche épure et embellit tout ce qu'elle prononce, et toute leçon devient chaste en passant par ses lèvres. « C'est surtout dans une mère pénétrée de tendresse et d'anxiété, dit Mme la marquise de Lambert, qui initie sa fille dans la vie et la guide pas à pas, qu'on trouve une connaissance profonde de ce qui convient à une jeune âme, pour la former à la vertu et au bonheur. » Ici la mère a à la fois des hardiesses et des retenues que les moralistes de profession n'auraient point. Vivant dans l'atmosphère de la plante qu'elle élève, elle sait le degré de lumière et d'ombre qui convient à son développement. L'organisation de l'enfant lui fait deviner l'adolescence ; elle prévoit l'heure des passions, et cherche dans son souvenir et son expérience de doux et purs correctifs à leur entraînement ; elle s'aide de ce qu'elle a souffert, pour détourner la souffrance de la vie de son enfant ; elle va jusqu'à l'aveu de ses propres défauts, pour en tirer une leçon utile au bonheur de l'être aimé qui est une partie d'elle-même. « L'avenir d'un enfant, disait Napoléon, est toujours l'ouvrage de sa mère. » Et le grand capitaine se plaisait à répéter qu'il devait à la sienne d'être monté si haut.

Si nous ouvrons les ouvrages de nos socialistes modernes, nous retrouvons partout cette opinion exprimée en termes cha-

leureux : « La nature, dit M. Jules Simon, a voulu que la
première initiation à la vie intellectuelle et morale fût l'ouvrage des femmes. Comme ce sont elles qui soignent le petit
enfant impuissant et qui lui sourient les premières, elles sont
aussi les premières qui éveillent ses sentiments ; elles lui appren-
nent à marcher, à bégayer et à penser (1). » « Elles donnent, dit
M. Darimon, cette éducation de peu de mots, mais de beaucoup
d'action, qui est la plus profonde et la plus durable de toutes,
parce que c'est alors l'âme même qui parle à l'âme, qui y gou-
verne et y règne du droit divin de la bonté (2). »

Cette influence maternelle dans l'éducation morale ne peut être
contestée ; la vertu, Messieurs, ne s'enseigne pas seulement, elle
s'inspire ; c'est là surtout le talent des femmes ; ce qu'elles dé-
sirent, elles nous le font aimer, moyen charmant de nous le faire
vouloir.

Dans la classe pauvre, la dégénérescence physique de la petite
fille tient à des causes multiples. « La mère qui ne peut plus
allaiter son enfant, écrit Jules Simon dans son remarquable ouvrage l'Ouvrière, l'abandonne à une nourrice mal payée, souvent même à une gardeuse qui le nourrit de quelques soupes. De
là, une mortalité effrayante, des habitudes morbides parmi les
enfants qui survivent, une dégénérescence croissante de la race,
l'absence complète d'éducation. Les enfants de trois ou quatre ans
errent au hasard dans des ruelles fétides, poursuivis par la faim et
le froid. » Ce n'est pas le médecin qui contestera le déplorable ré-
sultat de la misère sur la dégénérescence physique et morale de
l'enfance ; il connaît trop bien la corrélation intime qui existe
entre la nature de cette cause et la nature de la dégradation intellectuelle, physique et morale qui en est la conséquence ; mais,
puisque les causes d'inégalité des fortunes sont permanentes et
nécessaires, il ne faut pas demander l'impossible pas plus aux
gouvernements qu'aux administrations ; il serait injuste de mé-
connaître l'heureuse transformation qui s'est accomplie depuis
quelques années dans la condition sociale des classes pauvres.

Il existe aujourd'hui des lois pour empêcher l'industrie la plus
coupable, celle qui spécule sur le premier des biens que Dieu ait
donné à l'homme : l'air qu'il respire, l'air dont la vie ne peut se

(1) Jules Simon : L'Ouvrière, page 402.
(2) Darimon : Souvenirs de vingt ans d'enseignement, page 21.

passer. La sollicitude qui présidait depuis si longtemps à tout ce qui se rapporte à l'influence des races et des croisements sur la perfection des animaux, tend chaque jour à passer des haras à l'homme. Le législateur a compris qu'il y a une étroite solidarité entre l'état du corps et la démoralisation de l'esprit. La maladie morale et la maladie physique s'engendrent mutuellement, et, pour éviter l'une, il faut empêcher l'autre. Il n'est plus permis au propriétaire cupide de louer un lieu sombre et infect où les malheureux vont puiser, eux et leurs générations, les germes de maladie qui les rendent plus malheureux encore.

La France, Messieurs, est couverte d'institutions utiles et bienfaisantes, ayant presque toutes pour but d'améliorer la race et de porter sur l'enfance les soins régénérateurs de la morale.

Les écrivains de notre époque ont, à notre avis, une trop grande tendance à tracer de la société actuelle une physionomie sombre, chagrine, menaçante. Pour nous qui considérons les choses avec l'indépendance qui caractérise la plus libérale des professions, nous ne pouvons nous empêcher de reconnaître que cette société a une autre physionomie, animée, riante et bonne, qui attire et enorgueillit, autant que l'autre repousse et attriste. Partout, Messieurs, c'est l'échelle progressive de la charité et de l'assistance.

Dans la population nécessiteuse, la mère est obligée de travailler hors de chez elle ; la crèche, cet auxiliaire de la maternité, lui emprunte son enfant pour la seconder, la suppléer, tranquilliser son cœur et son esprit, pendant qu'elle vaquera elle-même au soin de gagner sa vie par le travail. « La crèche, a dit un grand orateur (Dupin aîné), n'est pas seulement un secours à l'enfance, c'est un secours à la mère vertueuse, à la famille honnête et indigente. » La crèche protége l'enfant jusqu'à deux ou trois ans, jusqu'au moment où elle le confie à l'asile, cet autre établissement fondé par la bienveillance ingénieuse et prévoyante. Dans toutes les villes où des salles d'asile ont été établies, on a remarqué que les soins continus donnés aux enfants, et les conseils de généreux médecins, avaient sur leur développement physique une influence dépassant ce qu'on pouvait en attendre.

Leur développement intellectuel et moral n'est pas moins sensible. La petite fille, par une sorte d'instinct, ressent le bienfait de l'atmosphère pure qu'elle respire librement pendant huit heures de la journée. Elle retourne chaque matin avec joie à la salle d'asile, où elle retrouve ses compagnes de la veille. Les mauvaises habitudes contractées disparaissent sans effort et sans châtiment.

En présence de pareils résultats, est-il juste d'objecter « que l'enfant qui a dormi dans le berceau banal de la crèche, n'est pas armé pour les luttes de la vie? » (Jules Simon.)

Sachez donc, brillant écrivain, que ces institutions sont les plus puissants auxiliaires des classes laborieuses et souffrantes, réduites sans leur secours à cette dure alternative : nourrir sans travailler, travailler sans nourrir.

Riche ou pauvre, Messieurs, l'éducation physique et morale influe d'une manière remarquable sur le premier âge de la petite fille; en agissant sur son corps et sur son âme, on peut conjurer des affections et des maladies qui se développent à l'autre âge de la vie.

L'éducation physique doit tendre à favoriser le développement du corps, à diriger le travail dont les organes sont le siége, de telle sorte qu'il ne soit ni arrêté ni entravé dans sa marche, et qu'il puisse provoquer des crises salutaires. Qu'on se garde de ces compressions sur la poitrine qui, en empêchant le jeu des muscles de cette région, empêchent aussi les fonctions des organes qu'elle renferme ; que les vêtements soient suffisamment larges, mais garantissent du froid et de l'humidité. Si les soins dont cet âge de la femme devrait être entouré étaient plus éclairés et mieux entendus, on ne verrait pas tant d'affections dont les familles cherchent en vain à se rendre compte. C'est encore à cet âge que le médecin intelligent, guidé dans sa conduite par les notions qu'il aura recueillies, pourra modifier les tendances que peut avoir l'économie vers tel ou tel tempérament, et combattre les affections qui se seront déclarées par l'hérédité ou par l'allaitement.

Ce n'est guère, Messieurs, qu'en ouvrant le cercle d'une nouvelle existence, et lorsque la puberté donne à tous les charmes le développement et la perfection dont ils sont susceptibles, que les femmes deviennent pour le médecin l'objet d'une sollicitude particulière.

L'âge de l'adolescence, parfois si orageux chez l'homme, se présente avec des dangers plus graves chez la femme. A l'approche de cette nouvelle saison de la vie, elle éprouve une lassitude générale, de la pâleur, de l'abattement. De profondes douleurs se font ressentir dans tout l'organisme ; le corps se développe, tout en conservant les grâces de l'enfance ; les membres ont leurs contours, la peau sa blancheur ; la voix plus sonore garde le timbre enfantin du jeune âge. Il ne peut entrer dans le plan de ce discours de développer tous les phénomènes physiques qui se manifestent sous l'influence de cette révolution mystérieuse s'opérant dans tous les organes.

Le sens intime de la femme, son intelligence et sa sensibilité, ce premier rayon qui s'échappe de l'âme de la petite fille, prennent un nouvel essor ; chaque sens qui s'éveille en elle semble lui envoyer une idée différente qui vient l'impressionner vivement. La jeune fille est émue par tout ce qui est grand et beau ; de là, le sentiment d'admiration, l'une des plus douces émotions par lesquelles elle peut agiter son âme. Elle entrevoit l'amitié, la plus pure et la plus délicieuse faculté de son système sensible, la seule passion dont l'excès ne soit pas condamnable ; bientôt elle connaîtra l'amour. Tourmentée par le besoin de confier à quelqu'un ce qu'elle éprouve, elle devine ces deux affections. A l'étroit dans les villes, elle est plus à l'aise au milieu des champs ; le retour du printemps lui procure surtout de douces sensations. Cette saison, qui s'harmonise si bien avec son âge, a pour elle un charme, un attrait irrésistible. Elle aime à respirer le parfum des premières fleurs, et, selon l'admirable expression d'un auteur célèbre, son âme prête une âme à tout ce qui l'entoure ; son imagination exaltée crée de brillantes images ; tourmentée par de vagues désirs, elle aime à rêver. Cet âge, Messieurs, est celui des illusions de la femme ; sa vie ne la tourmente pas, elle est pleine d'espérance dans l'avenir qu'elle entrevoit à travers un prisme enchanteur. Le présent n'est pour elle que dans le jour qui s'écoule, dans l'instant qui s'efface. La réalité ne se présente jamais à son esprit dans toute sa nudité ; elle maudit tout ce qui tend à lui enlever ses illusions, ces filles charmantes de l'adolescence. Elle aime le chant, la musique, parce que les sentiments que ces arts expriment, se trouvent en harmonie avec l'état de son âme.

C'est surtout au cœur du foyer domestique que le médecin peut étudier les sentiments moraux de la jeune fille. Si sa constitution faible et délicate la fait entourer de soins et de prévenances, dès qu'elle peut apprécier le dévouement et l'amitié, que de pensées de reconnaissance envahissent sa jeune âme et rejaillissent sur ses sentiments ! C'est ainsi, Messieurs, que nous pouvons expliquer cette vie pleine de résignation, d'amour et de souffrance.

Mais, au milieu de tous ces phénomènes physiques et moraux, des habitudes se contractent, des penchants se développent ; plus tard, ils prendront le caractère des passions ; car, en s'emparant parfois d'une autre saison de la vie, ils semblent vouloir épargner leur souillure à l'adolescence.

Si l'éducation première peut avoir sur l'âge qui nous occupe une très-grande influence, elle est surtout considérable pour prévenir ou combattre les affections et les maladies qui peuvent se développer.

De pareils changements ne se font pas sans troubles ni sans orages. Le travail qui se manifeste dans le physique et l'intelligence, est la source d'affections particulières à cette époque de la vie. Les fonctions qui constituent essentiellement la nature du sexe sont souvent pénibles, laborieuses ; et c'est principalement dans leur exercice que les femmes ont besoin que des conseils salutaires les soutiennent, les protégent et les fassent échapper aux périls nombreux dont leur santé, leurs charmes et même leur existence sont alors menacés.

Le double développement du physique et du moral de la femme entraîne avec lui la nécessité d'une éducation physique et morale particulière ; c'est le peu de soin que l'on prend de l'une et de l'autre qui peut expliquer souvent l'origine de ces constitutions affaiblies et de ces affections qui commencent à se manifester à la puberté de la femme.

Les législateurs d'autrefois avaient si bien compris la nécessité d'une étude spéciale sur l'hygiène de la puberté, qu'ils consacrèrent des lois, des règlements à l'éducation physique de la jeunesse. L'esprit caractéristique de chaque nation se retrouve dans ces préceptes, et on pourrait étudier l'histoire philosophique des peuples anciens, en méditant sur les institutions d'après lesquelles ils étaient élevés. « Tout le monde sait que chez les anciens, dit Rousseau, l'aisance des vêtements, qui ne gênaient pas le corps, contribuait beaucoup à lui laisser acquérir dans les deux sexes ces belles proportions que l'on retrouve dans leurs statues, et qui servent encore de modèle à l'art, quand la nature défigurée ne peut lui en fournir. De toutes ces ligatures qui étreignent les membres de toute part, ils n'en avaient pas une seule. »

Le développement des organes, surtout ceux de la poitrine,

l'augmentation des membres, nous font suffisamment voir le danger des vêtements trop étroits. Les corsets, les ceintures, toujours nuisibles, le sont encore bien plus pendant l'adolescence. A cette époque, la nature ne veut pas être gênée dans l'accomplissement de ses lois, et surtout dans l'acte si important qui va donner à un organe, jusque-là végétant et solitaire, une activité plus grande qui porte au loin ses effets sympathiques et ses réactions.

Cette mystérieuse révolution, Messieurs, réclame des mères de famille et des jeunes filles une conduite sage et prudente. Ce phénomène remarquable et si salutaire est une des conditions les plus indispensables de la santé de la femme; sans lui, la beauté ne brille que du plus faible éclat; elle naît à peine, un voile de souffrance et de tristesse ensevelit tous les charmes, et la fraîcheur, les grâces de la jeunesse, loin de se développer, se flétrissent dans une morne langueur.

Les Lacédémoniens, jusqu'à l'époque de leur mariage, faisaient partager aux adolescentes les divers exercices des garçons. Sans désirer que, de nos jours, on fût aussi exclusif, il est regrettable que les nations modernes ne portent pas une attention plus sérieuse sur cette partie de l'éducation physique. C'est d'elle que dépend la beauté de la race, la faiblesse ou la vigueur de la constitution. Les habitudes bonnes ou mauvaises contractées pendant la puberté de la femme persistent jusqu'à la fin de son existence. Par ce qu'est son adolescence, on peut prévoir d'avance ce que seront ses autres années.

Une cause fréquente de l'étiolement physique de la femme sont les mariages précoces. Que de jeunes filles se marient avant d'avoir atteint leur croissance complète! Les enfants auxquels elles donnent le jour se ressentent de leur faiblesse native, et les suites sont, pour ces trop jeunes mères, des plus funestes. Il est, en effet, facile de comprendre que le mariage prématuré a pour conséquences le trouble d'un travail indispensable de la nature, occupée du complément de son organisation. Cette nouvelle position expose la jeune femme à mille dangers. Si elle devient mère, ses enfants, délicats et valétudinaires, sont, pour son âme sensible, le sujet d'inquiétudes et de larmes; et, pour les élever, elle est obligée de se livrer à des soins et à des veilles qui sont au-dessus de ses forces.

« Pour que la femme soit la vraie compagne de l'homme, écrit Cabanis, pour qu'elle puisse s'assurer de ce doux empire de la famille dont la nature a voulu qu'elle régît l'intérieur, il faut que toutes ses facultés aient eu le temps de mûrir par l'observation, par l'expérience, par la réflexion ; il faut que la nature lui ait fait parcourir toute la chaîne des impressions dont l'ensemble forme, si je puis m'exprimer ainsi, les provisions du voyage de la vie. Sans cela, passant d'une adolescence prématurée à une vieillesse plus prématurée encore, il n'y a presque point d'intervalle pour elle entre l'enfance du premier âge et celle du dernier, et, dans toutes deux, elle reste également étrangère aux vrais biens de la vie humaine ; elle n'en connaît que l'amertume et les douleurs. »

Comme le corps, le sens intime de la femme est influencé par la puberté ; il est assailli par les impressions nouvelles qu'il reçoit. L'influence des mouvements et des affections du cœur se manifeste alors en donnant aux facultés intellectuelles une exaltation et un éclat extraordinaires. A cet âge de la vie, l'organe intellectuel reçoit une action vive d'où résultent une fécondité d'idées et des effets admirables d'imagination. C'est surtout à l'abandon trop facile d'une bonne éducation morale que l'on doit attribuer ces constitutions maladives, ces santés chancelantes, que le médecin est appelé à rectifier ou perfectionner.

Sur une organisation faible et délicate, la vie sédentaire, les habitudes de la richesse et du luxe, l'influence de l'imagination, les jouissances et les passions prématurées, pervertissent la sensibilité. Toutes ces causes usent et abrégent la vie ; et, si elles font épanouir plus promptement la fleur de la beauté, elles en flétrissent bientôt l'éclat, et n'avancent son triomphe qu'aux dépens de sa durée.

La faculté d'aimer, si développée chez la femme, est celle que l'on sait le moins bien diriger, et c'est elle cependant que l'on devrait attentivement surveiller depuis l'époque où la jeune fille n'offre à sa famille que des affections confuses jusqu'à celle où elle porte, dans un autre âge, une volonté plus raisonnée. L'existence entière de la femme se dépense à sentir et s'emploie à aimer ; cette faculté, donc, qui n'est pas sa vie, mais qui en accélère ou calme les ondulations, qui est le délice et le supplice de sa trop courte existence, devrait être mieux étudiée, afin de servir de base à une éducation spéciale.

Dans les villes, on développe beaucoup trop tôt la vie affective intellectuelle de la jeune fille ; et cette précocité, on la doit aux mœurs de notre époque. L'adolescente est trop tôt lancée dans le luxe et le monde ; on oublie qu'en animant son imagination, on excite trop son système nerveux. Au lieu de surveiller la délicatesse de ses organes, de prévenir, par une sollicitude éclairée, sa mobilité nerveuse, la distribution irrégulière de sensibilité qui rend cet âge si difficile ; par des émotions factices, on sème cette partie de la vie d'écueils et de dangers.

Ce n'est plus alors, Messieurs, la jeune fille ayant revêtu tous les caractères propres à une belle et riche santé ; c'est la jeune fille avec la physionomie d'accablement et de faiblesse, les roses du teint pâlies, le feu des yeux éteint, entourés d'un cercle livide, les lèvres décolorées, les traits affaissés et décomposés, la beauté ayant perdu tout son éclat, toute sa fraîcheur. Loin d'assurer le libre exercice d'une fonction dont les dérangements sont si préjudiciables à la santé de la femme, toutes les causes de surexcitabilité sont nuisibles au développement régulier de sa constitution.

Que de maladies graves sont dues à une trop grande impressionnabilité de la femme, à des secousses violentes imprimées à son intelligence sous l'influence d'une éducation vicieuse ! Sans parler de ces affections nerveuses qui empoisonnent l'existence, les fatigues et les émotions d'un autre âge peuvent troubler assez profondément l'organisme pour entraîner les adolescentes dans une fièvre lente qui les conduit pas à pas à la tombe, et leur dernier soupir s'exhale alors qu'elles se bercent encore d'espérance, d'illusions et de rêves de bonheur.

Ainsi donc, Messieurs, l'éducation de la jeune fille comprend sa vie physique et morale. Ces deux parties ont entre elles une connexion si intime, qu'il est impossible d'en assigner les limites respectives.

Pour les parents intelligents, l'éducation est une ; elle commence au moment où l'enfant voit le jour, et, pour qu'elle soit complète, toutes les parties doivent en être conduites de concert ; c'est sous cette double influence que se développent une belle constitution ou une triste santé ; c'est jusque dans les principes de morale et de religion que l'on développe dans le cœur si aimant et si sensible de la femme, que l'on doit s'appliquer à ne pas soumettre leur imagination à des impressions trop vives, modérer leurs transports, leurs excès, surveiller les résultats que les écarts peuvent produire.

La femme arrive vite au fanatisme, et, pour elle, du fanatisme à la folie, il n'y a qu'un pas.

C'est surtout dans de pareilles circonstances que le médecin digne de ce nom, cet ami dévoué et souvent méconnu, ce fidèle dépositaire du secret des familles, devrait être consulté; et il est déplorable que ce soient celles où précisément on ne demande jamais son avis. Et cependant, quel concours puissant il pourrait prêter à l'éducation physique et intellectuelle de la jeune fille !

Enfin, Messieurs, la fleur fait place au fruit qui doit lui succéder; la femme devient épouse et mère; elle arrive à un état plus calme et plus tranquille. « L'amour conjugal, la tendresse maternelle, les détails de l'économie domestique, la sollicitude dont l'éducation et le bonheur des enfants sont l'objet, remplissent l'existence de la manière la plus naturelle et la plus heureuse. » (Moreau, de la Sarthe.) Mais que d'infirmités prématurées et de maladies, conséquences fréquentes du peu de sollicitude sur l'âge précédent, qui viennent dévorer l'existence et hâter la perte des charmes et de la santé !

Toutes les révolutions attachées aux fonctions du sexe forment un ensemble de causes dont les résultats seront d'autant plus funestes, que la vie de la femme sera bouleversée et orageuse; et ce titre de mère, la plus pure et la plus douce des jouissances qu'elle éprouve, elle ne l'obtient malheureusement trop souvent qu'aux dépens de ses forces, de sa santé, et quelquefois de sa vie.

Il semble qu'on ne connaît, de nos jours, que l'art d'user la vie, et qu'on cherche à éviter celui qui peut prévenir ces affreuses catastrophes qui jettent la douleur et le deuil dans tant de familles ! Chaque hiver nous en voyons plusieurs braver, demi-nues, les intempéries de la saison et les vicissitudes atmosphériques; faibles et délicates, les femmes se condamnent à supporter une chaleur accablante ou à respirer un air vicié et malsain; multipliant sans fin et sans mesure les impressions qui leur plaisent, leur vie n'est qu'une suite de frémissements et d'oscillations continuelles.

« On a dompté tous les besoins physiques, écrit une femme, l'un de nos auteurs contemporains, on a voulu poétiser les appétits comme les sentiments; le plaisir a fui les lits de gazon et les berceaux de vigne, pour aller s'asseoir sur le velours, à des tables chargées d'or. La vie élégante, énervant les organes et surexcitant les esprits, a fermé aux rayons du jour la demeure des riches;

elle a allumé les flambeaux pour éclairer leur réveil, et placé l'usage de la vie aux heures que la nature marquait pour son abdication. Comment résister à cette fébrile gageure? Comment courir dans cette carrière, haletante, sans s'épuiser avant d'atteindre la moitié de son terme? Aussi me voilà vieille, comme si j'avais mille ans; ma beauté, que l'on vante, n'est plus qu'un masque trompeur sous lequel se cachent l'épuisement et l'agonie. Dans l'âge des passions énergiques, nous n'avons plus de passions, nous n'avons même plus de désirs. » Tel est le portrait de la femme dégoûtée de tout, personnifiée dans *Lélia*, cette aspiration vers l'impossible.

Que la femme ne s'évertue donc plus à s'affubler de vêtements qui l'exposent sans défense à toutes les intempéries de l'atmosphère; qu'elle règle le développement de sa sensibilité, et ses forces vitales cesseront d'avoir une marche irrégulière; elle évitera ces cruelles aberrations qui produisent tant de maladies, tristes effets de la mode toujours tyrannique.

Le cœur de la femme est rempli de trop de sentiments d'amour, de bienveillance et d'amitié, pour vouloir que sa vie soit réduite à une sorte de végétation. Les développements de sa sensibilité exigent des passions qui se concilient avec la délicatesse de ses organes. Tout en brillant dans le monde, dont elle est le plus aimable ornement, la plus méritante ambition de la femme sera celle de devenir reine des familles.

Marguerite de Valois avait adopté une noble devise, lorsque, choisissant pour emblème une de ces fleurs qui se tournent constamment vers le soleil, elle écrivit au bas de cette image : « Ne point suivre des objets vulgaires. » Cette reine célèbre avait compris que la principale ambition qui devrait remplir le cœur des femmes et exciter l'énergie de leur âme était cette aspiration qui se porte vers les choses élevées, et qui les place dans une sphère au-dessus de ces anxiétés dévorantes et de ces succès du monde qui les tuent ou les étiolent.

C'était uniquement vers les vertus domestiques que, dans l'antiquité, on dirigeait l'éducation des femmes; elles ne devenaient illustres qu'autant qu'elles donnaient à la patrie de vertueux mais intrépides défenseurs. Les plus beaux trésors de Cornélie étaient ses enfants!

Messieurs et chers collègues, en essayant de remplir la tâche
que m'imposait la position que, dans votre extrême bienveillance,
vous m'avez faite au milieu de vous, je n'ai voulu qu'esquisser un
sujet que vous connaissez tous. Votre mission ne consiste-t-elle
pas à surveiller la petite fille au berceau, à soutenir la jeune fille
au moment des crises les plus redoutables ; devenue femme, à la
guider dans les transitions les plus orageuses, dans les positions
les plus délicates ?

Qui pourrait donner de meilleurs conseils sur leur éducation,
que ceux qui sont constamment environnés des affections physiques et morales qui ébranlent la santé de ces êtres si sensibles
et si doux ? Et, quand le cœur de la femme est déchiré par la
souffrance, c'est encore le médecin qu'elle appelle ; c'est lui
qu'elle attend : il est encore son espérance. C'est dans l'hygiène,
cette partie la plus certaine comme la plus utile de notre art, que
l'on puisera les éléments d'une constitution robuste ; mais, pour
que la femme répande dans le monde et autour des scènes de son
intérieur ce charme qui a sa source dans les lumières de l'âme et
de l'intelligence, cette éducation physique ne suffit pas : il faut
encore s'attacher à cultiver son esprit, à diriger ses facultés, afin
de lui éviter les égarements de l'imagination et les désordres de
la sensibilité. Ce sera l'ouvrage de l'éducation morale.

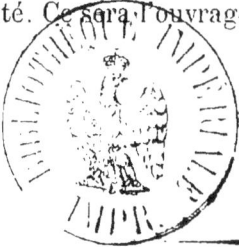

www.ingramcontent.com/pod-product-compliance
Lightning Source LLC
Chambersburg PA
CBHW060519200326
41520CB00017B/5100